Catarina Rafaela Alves da Silva
Amilton Paulo Raposo Costa
Francisco Lima Silva

Métodos de aferição de pressão arterial em cães

AF168130

Catarina Rafaela Alves da Silva
Amilton Paulo Raposo Costa
Francisco Lima Silva

Métodos de aferição de pressão arterial em cães

Comparação de métodos

Novas Edições Acadêmicas

Impressum / Impressão
Bibliografische Information der Deutschen Nationalbibliothek: Die Deutsche Nationalbibliothek verzeichnet diese Publikation in der Deutschen Nationalbibliografie; detaillierte bibliografische Daten sind im Internet über http://dnb.d-nb.de abrufbar.
Alle in diesem Buch genannten Marken und Produktnamen unterliegen warenzeichen-, marken- oder patentrechtlichem Schutz bzw. sind Warenzeichen oder eingetragene Warenzeichen der jeweiligen Inhaber. Die Wiedergabe von Marken, Produktnamen, Gebrauchsnamen, Handelsnamen, Warenbezeichnungen u.s.w. in diesem Werk berechtigt auch ohne besondere Kennzeichnung nicht zu der Annahme, dass solche Namen im Sinne der Warenzeichen- und Markenschutzgesetzgebung als frei zu betrachten wären und daher von jedermann benutzt werden dürften.

Informação biográfica publicada por Deutsche Nationalbibliothek: Nationalbibliothek numera essa publicação em Deutsche Nationalbibliografie; dados biográficos detalhados estão disponíveis na Internet: http://dnb.d-nb.de.
Os outros nomes de marcas e produtos citados neste livro estão sujeitos à marca registrada ou a proteção de patentes e são marcas comerciais registradas dos seus respectivos proprietários. O uso dos nomes de marcas, nome de produto, nomes comuns, nome comercial, descrições de produtos, etc. Inclusive sem uma marca particular nestas publicações, de forma alguma deve interpretar-se no sentido de que estes nomes possam ser considerados ilimitados em matérias de marcas e legislação de proteção de marcas e, portanto, ser utilizadas por qualquer pessoa.

Coverbild / Imagem da capa: www.ingimage.com

Verlag / Editora:
Novas Edições Acadêmicas
ist ein Imprint der / é uma marca de
OmniScriptum GmbH & Co. KG
Bahnhofstraße 28, 66111 Saarbrücken, Deutschland / Niemcy
Email / Correio eletrônico: info@nea-edicoes.com

Herstellung: siehe letzte Seite /
Publicado: veja a última página
ISBN: 978-3-8417-2252-2

Dedico,

À minha mãe e ao meu pai. Aos meus animais. A todos os animais que contribuíram para a realização deste trabalho. Meu carinho todo especial.

ÍNDICE

LISTA DE ILUSTRAÇÕES

LISTA DE TABELAS

1 INTRODUÇÃO

A pressão arterial é definida como a força exercida pelo fluxo de sangue nas paredes arteriais. A pressão arterial sistólica (PAS) é a pressão arterial máxima aferida durante a sístole (contração ventricular), visto que a pressão arterial diastólica (PAS) é a pressão arterial mínima aferida durante a diástole (relaxamento cardíaco) (LOVE; HARVEY, 2006).

A pressão arterial em conjunto com a temperatura, frequência cardíaca (pulso) e frequência respiratória, constituem os quatro sinais vitais primários, sendo um elemento fundamental da hemodinâmica. É um dos mais importantes parâmetros de avaliação do sistema cardiovascular (CALÇADA et al., 2006).

A aferição da pressão arterial (PA) e o diagnóstico de diversas patologias decorrentes de sua alteração ainda é pouco difundida na rotina da clínica veterinária de cães e gatos.

Há muitas contradições na literatura no que concerne à média dos valores normais de PA nesses animais, variações referentes à idade, sexo, peso e espécies e qual dos métodos de aferição é o mais aconselhável para a mensuração de pressão arterial na rotina da clínica veterinária (NELSON; COUTO, 2006).

O estudo da pressão arterial data de 1711, quando o clérigo inglês Stephen Hales realizou a primeira determinação da pressão arterial em um equino, de forma invasiva. No entanto, só em 1895 a determinação da PA passou por métodos não invasivos e começou a se difundir na medicina, graças ao italiano Riva Rocci (TORRES et al., 2009), ao inventar um "novo esfigmomanômetro" (INTROCASO, 1998), cujo funcionamento consistia na oclusão do fluxo da artéria braquial por um manguito pneumático ligado a um

6

manômetro de mercúrio (LOLIO 1990) e ao russo Korotkoff que desenvolveu o método auscultatório, onde denominou-se de "Sons de Korotkoff" os ruídos produzidos quando o manguito era esvaziado após a oclusão da artéria braquial. Durante a deflação do manguito pneumático, o aparecimento do primeiro som (primeira fase de Korotkoff), constitui a pressão arterial sistólica. O ponto em que o som desaparece (quinta fase de Korotkoff), é usualmente tomado como pressão arterial diastólica (LOLIO, 1990).

A pressão arterial pode ser mensurada diretamente por via intra-arterial ou indiretamente através da incorporação de um manguito compressivo (BROWN et al., 2007). A aferição da pressão arterial direta ou por via intra-arterial é considerada o padrão ouro (PIERIN; MION JR., 2001), pois oferecem resultados mais confiáveis e precisos (REZENDE et al., 2002). A artéria mais utilizada neste método é a artéria femoral (ACIERNO; LABATO, 2004), porém podem ser utilizadas artéria podal dorsal, artéria auricular externa e a artéria sublingual (LOVE; HARVEY, 2006; CARVALHO, 2009). A cateterização arterial deve ser realizada em animais minimamente responsivos por uma sedação ou estado de doença (LOVE; HARVEY, 2006).

Os métodos de aferição indireta de uso geral em veterinária são o oscilométrico e o doppler ultrassônico (MAZZAFERRO; WAGNER, 2001). Estes métodos consistem no uso de um manguito que deve corresponder a 40% da circunferência do membro aferido (HENIK et al., 2005).

O método do doppler ultrassônico baseia-se no "efeito doppler" (ACIERNO; LABATO, 2004), no qual detecta a circulação sanguínea emitindo um sinal de ultrassom, a seguir produzindo um sinal auditivo devido ao movimento das células sanguíneas (HENIK et al., 2005). O método oscilométrico é um método automatizado que consiste no uso de um manguito pneumático que no qual é inflado ao redor do membro até atingir a pressão suprasistólica (BRANSON et al., 1997; PIERIN; MION JR., 2001). Estes dispositivos automáticos funcionam detectando oscilações dentro do manguito produzido pelo movimento arterial da parede (LOVE; HARVEY, 2006), registrando pressão arterial sistólica, pressão arterial diastólica, pressão arterial média e pulso (ACIERNO; LABATO, 2005).

A pressão arterial é mantida pelo equilíbrio do conjunto complexo de fatores pressores (Sistema Nervoso Autônomo Simpático, Sistema Renina/Angiotensina, Vasopressina e Endotelina) e fatores depressores (Sistema Nervoso parassimpático, Óxido Nítrico, Cininas-Prostaciclinas, Peptídeo Natriurético Atrial). O desequilíbrio entre estes dois conjuntos de fatores pode ocasionar hipertensão (KRIEGER et al.,1996) ou hipotensão.

A hipertensão é denominada pela Organização Mundial de Saúde como "uma doença caracterizada por uma elevação crônica da pressão arterial sistólica e/ou diastólica" (LOLIO, 1990).

A hipertensão sistêmica pode ser classificada como primária ou secundária. Na Medicina Veterinária a hipertensão primária é rara e depende do resultado entre o débito cardíaco e a resistência vascular sistêmica, embora não se saiba exatamente a causa. A hipertensão secundária está geralmente relacionada a doenças sistêmicas (JAFFÉ, 2006), como insuficiência renal crônica, hipertireoidismo, hiperadrenocorticismo, feocromocitoma, tumor secretor de mineralocorticoides ou obesidade acentuada (BROWN; HENIK, 2002).

2 INDICAÇÕES PARA MEDIÇÃO DA PRESSÃO ARTERIAL

Uma das principais indicações para avaliação da pressão arterial em um paciente é a observação de alterações clínicas consistentes com lesão hipertensiva de órgãos-alvo, principalmente no sistema ocular (retinopatia hipertensiva), renal (azotemia, proteinúria, microalbinúria), cardiovascular (hipertrofia ventricular esquerda, sopro sistólico) e neurológico (convulsões e estupor) (CARVALHO, 2009).

Clinicamente a suspeita de alterações na PA em cães se inicia no exame físico, através da verificação do pulso, que exprime os batimentos cardíacos, o tempo de reperfusão capilar menor que um ou dois segundos, coloração vermelho-escuras nas mucosas, pupilas dilatadas, glândula tireoide aumentada, sangramento urinário (hematúria) e nasal (epistaxe) (VEIGA, 2008).

Início repentino de cegueira é uma queixa bastante comum. Cães com hipertensão não controlada podem apresentar sintomas compatíveis com hemorragia cerebral (inclinação da cabeça, depressão, convulsão) e também apresentar sinais compatíveis com insuficiência cardíaca (dispneia, fraqueza, efusão pleural) (BROWN; HENIK, 2002).

Alguns fármacos também podem estar associados a aumentos dos valores da pressão arterial como os glicocorticoides, fenilpropanolamina, agentes nefrotóxicos (aminoglicosídios, anfotericina, ciclosporina) e drogas do tipo das anfetaminas (CARVALHO, 2009).

A monitoração da pressão arterial em pacientes críticos, por exemplo, em estado de choque, permite detectar rapidamente o estado do paciente e iniciar medidas corretivas adequadas. Uma hipotensão não detectada, principalmente quando se estende por longos períodos, pode levar a uma lesão hipóxica em diferentes órgãos, especialmente nos rins. É aconselhado estender estes cuidados a pacientes de pós- operatório (CARVALHO, 2009).

Uma grande parte dos anestésicos causam uma grande alteração na hemodinâmica, tornando de extrema importância a monitoração da pressão durante o procedimento anestésico, pois geralmente durante o transoperatório, há uma diminuição exagerada da pressão arterial que está associada a uma maior morbidade e mortalidade (CARVALHO, 2009).

3 MÉTODOS DE AFERIÇÃO DA PRESSÃO ARTERIAL

Na prática, a aferição de pressão arterial nos animais ainda não faz parte da rotina entre os veterinários, mas investigações sobre hipertensão arterial em cães e gatos vêm ganhando espaço na clínica de pequenos animais, sendo que alguns autores já citam que essa doença atinge 1 a 2% da população canina em geral (ANDRADE; APEL, 2004). Além disso, não há registros de parâmetros normais em pequenos animais, com relação à raça, sexo ou idade, os quais favoreceriam melhor identificação dos problemas (MUCHA; CAMACHO, 2003a).

A possibilidade do aumento da pressão sanguínea com a idade ou à similaridade da pressão sistólica entre cães geriátricos e mais jovens, ainda é conflitante. Machos intactos podem ter pressões mais altas que fêmeas intactas, e animais castrados podem ter os valores de PA mais baixos (NELSON; COUTO, 2006).

Em um estudo realizado com oscilometria, em 1782 com cães, foram determinados valores médios de pressão arterial sistólica (PAS = 183mmHg), pressão arterial diastólica (PAD = 75,5mmHg) e pressão arterial média (PAM =

98,6mmHg). Os limites para rotular de hipertenso um cão são pouco definidos, porém pode-se tomar como referência PAS>180mmHg e PAD>120mmHg (MUCHA; CAMACHO, 2003a).

A pressão sanguínea deve ser sempre avaliada em um ambiente tranquilo, longe de outros animais e distrações, após o animal ter se acostumado com o ambiente. Sua aferição deve ser sequencial e a mensuração seguinte deve ser comparada com a anterior, para verificar a precisão (JAFFÉ, 2006).

A pressão sanguínea pode ser medida por método direto ou indireto (BROWN; HENIK, 2002). O método direto ou invasivo caracteriza-se por ser um método cruento e é considerado o "padrão ouro" (BROWN; HENIK, 2002; MAZZAFERRO; WAGNER, 2001) por possibilitar a obtenção de valores mais precisos (MUCHA; CAMACHO, 2003b), porém é uma técnica difícil em cães e gatos não sedados por ser dolorosa ao paciente, pois caracteriza pela cateterização de uma artéria (JAFFÉ, 2006).

3.1 Método direto ou invasivo

A mensuração invasiva da PA envolve punção ou canulação arterial (VEIGA, 2008) através de um cateter heparinizado conectado a um manômetro aneroide que indique a pressão média, ou a um transdutor que permite a visualização da curva de pressão em um monitor ou registro em papel através do registro da pressão sistólica, diastólica e média (MUCHA; CAMACHO, 2003b; MAZZAFERRO; WAGNER, 2001).

Nos cães a artéria mais utilizada é a artéria femoral, mas também podem ser utilizadas artéria podal dorsal, artéria auricular externa e, em animais anestesiados, a artéria sublingual (CARVALHO, 2009).

11

3.2 Método indireto ou não-invasivo

Os métodos indiretos ou não-invasivos para a determinação da PA empregam métodos auscultatório, ultrassom Doppler, testes oscilométricos e fotopletismográficos (BROWN; HENIK, 2002).

Antes do advento destes métodos, a palpação da pressão de pulso era o único meio não-invasivo de avaliar a pressão sanguínea, no entanto esta técnica é incerta e a pressão de pulso ineficiente (MAZZAFERRO; WAGNER, 2001).

Os locais mais utilizados para a aferição da PA consistem na base da cauda (artéria coccígea), membro anterior proximal ao carpo (artéria mediana) ou distal ao carpo (artéria digital palmar) e membro posterior ramo cranial da safena ou distal à articulação tíbio-tarsiana (artéria plantar medial) (MUCHA; CAMACHO, 2003b). A mensuração na base da cauda e no membro pélvico é mais precisa em comparação ao membro torácico (JAFFÉ, 2006).

Todas essas técnicas indiretas empregam um manguito inflável que se aplica a uma extremidade, no qual a pressão exercida no manguito é medida por um manômetro ou transdutor (BROWN; HENIK, 2002). Deve-se estar atento para a largura do manguito ou braçadeira, que deve ser de aproximadamente 40% da circunferência do membro ou da cauda (MUCHA; CAMACHO, 2003b). Em gatos, recomenda-se um manguito com largura de 30 a 40% da circunferência do membro (BROWN; HENIK, 2002).

Um manguito muito grande pode fornecer, erroneamente, baixos valores; um manguito pequeno pode revelar valores falsamente elevados. Caso o tamanho ideal do manguito seja intermediário aos tamanhos disponíveis, deve-se utilizar o manguito de menor tamanho pois, teoricamente, o risco de erro é menor (BROWN; HENIK, 2002).

3.2.1 Método auscultatório

O método auscultatório é mais comum na rotina da medicina humana (JAFFÉ, 2006), em medicina veterinária, este método não é de fácil execução em virtude da conformação anatômica dos membros dos animais (MUCHA; CAMACHO, 2003b) e da baixa amplitude e frequência dos sons arteriais (JAFFÉ, 2006).

3.2.2 Método fotopletismográfico

Outra estratégia para medir indiretamente a pressão sanguínea é o método fotopletismográfico, no qual a mensuração da pressão estima a pressão sanguínea com base na atenuação da radiação infravermelha, como forma de estimação do volume arterial (VEIGA, 2008). Esta técnica pode prover mensuração da pressão sanguínea contínua (JAFFÉ, 2006). Como desvantagem este método apresenta um alto custo (MUCHA; CAMACHO, 2003b) e possui uso limitado a animais com menos de 10 kg de peso (MUCHA; CAMACHO, 2003b; BROWN; HENIK, 2002).

3.2.3 Método ultrassom Doppler

O método Doppler é baseado no princípio do efeito Doppler, que leva em consideração a mudança da frequência de uma onda de som à medida que ela volta após colidir contra um obstáculo (VEIGA, 2008). Utiliza-se um transdutor muito pequeno, formado por cristais piezoelétricos que emitem energia de alta frequência para o tecido adjacente. Essa energia atinge a parede arterial e volta para o cristal, sendo transformada em sinal sonoro por um microprocessador (JAFFÉ, 2006). Os fluxômetros do Doppler detectam o fluxo sanguíneo como uma alteração na frequência do som refletido (desvio Doppler) devido ao movimento das hemácias (BROWN; HENIK, 2002).

O local escolhido para o registro da PA deve ser tricotomizado. Posteriormente aplica-se gel no transdutor e procede-se à identificação da artéria, procurando-se o sinal sonoro (MUCHA; CAMACHO, 2003b). Quando o som estiver claro e consistente, a pressão pode ser mensurada (JAFFÉ, 2006). Infla-se o manguito até se obter uma pressão suprasistêmica (200-250mmHg) (MUCHA; CAMACHO, 2003b). Recomenda-se melhor inflar o manguito até que o fluxo sanguíneo não possa ser mais ouvido, 30 a 40 mmHg após o ponto em que o fluxo sanguíneo foi detectado por último (JAFFÉ,2006). Imediatamente após, esvazia-se o ar do manguito lentamente até a aparição do primeiro sinal audível, que indica a pressão arterial sistólica e, posteriormente, quando ocorre a mudança de um som pulsátil curto para outro mais prolongado, tem-se a pressão diastólica (MUCHA; CAMACHO, 2003b).

A principal limitação do método do Doppler é a discriminação imprecisa de sons para determinar a pressão diastólica e, portanto, a média. Devido a esse fato este método de aferição da pressão sanguínea pode não ser confiável no diagnóstico de rotina e no acompanhamento de pacientes com hipertensão diastólica (BROWN; HENIK, 2002).

Este método pode ser usado tanto em cães como para gatos (BROWN; HENIK, 2002; VEIGA, 2008). Para obter resultados mais fidedignos é recomendável a realização de pelo menos cinco a sete determinações num período de dez minutos para que o paciente se acostume com o ambiente (MUCHA; CAMACHO, 2003b).

3.2.4 Método oscilométrico

O método oscilométrico tem como princípio a análise das oscilações da parede arterial, segundo suas condições internas e externas de pressão (JAFFÉ, 2006). As técnicas oscilométricas têm demonstrado grande eficiência na avaliação da pressão sanguínea ao longo do tempo em cães conscientes (VEIGA, 2008).

Artifícios utilizando a técnica oscilométrica detectam a flutuação da pressão no manguito ocluído resultante da pressão do pulso. Em geral os equipamentos que utilizam a técnica oscilométrica determinam a pressão arterial sistólica, diastólica, média e a frequência do pulso (BROWN; HENIK, 2002).

As oscilações iniciam-se quando a pressão do manguito iguala a pressão sistólica, torna-se máxima quando a pressão do manguito é a mesma da pressão arterial média e desaparecem quando a pressão do mesmo manguito se igualar à pressão diastólica (CARVALHO, 2009).

Uma vez colocado o manguito sobre a artéria escolhida, o equipamento é ligado e, de forma automática, infla a braçadeira até atingir a pressão suprasistêmica. Logo em seguida, ocorre o seu esvaziamento a cada 5 a 10 mmHg, até que a oscilação máxima seja captada (JAFFÉ, 2006). O ideal é realizar cinco determinações, eliminar o valor mais alto e o valor mais baixo e fazer a média com os restantes (MUCHA; CAMACHO, 2003b).

Este é um método automatizado, na medida em que os valores de pressão sistólica e de pressão diastólica são calculados pelo microprocessador interno do próprio sistema a partir dos valores de pressão arterial média (PAM) determinado. Consequentemente, a PAM será o valor mais preciso dos três valores obtidos (CARVALHO, 2009).

Esta metodologia apresenta uma boa relação com as pressões obtidas pelo método invasivo e tem a vantagem de ser totalmente automática. No entanto é um método caro (MUCHA; CAMACHO, 2003b) e não é muito recomendado para gatos devido à necessidade de um tempo longo (BROWN; HENIK, 2002).

Alguns autores consideram esta técnica razoavelmente precisa em cães de raças médias a grandes, mas não aconselham o seu uso em cães de raças pequenas ou em gatos, uma vez que nestes animais o aparelho subestima consistentemente os valores da pressão arterial (CARVALHO, 2009). Em animais de pequeno porte a dificuldade é devido à debilidade da pressão de pulso (MUCHA; CAMACHO, 2003b).

Nos últimos anos os aparelhos oscilométricos vêm sendo cada vez mais desenvolvidos, estes aparelhos de última geração têm uma sensibilidade muito superior. Uma nova tecnologia de oscilometria de alta definição tem sido avaliada em cães e gatos sob efeito de anestesia. Os resultados são promissores, mas é necessário maior número de estudos em animais conscientes (CARVALHO, 2009).

Este estudo teve por objetivo comparar estatisticamente as pressões arteriais médias através de dois métodos de aferição indireta de pressão arterial em comparação à aferição de pressão direta por meio de cateterismo arterial.

MATERIAL E MÉTODOS

Para realização deste estudo foram utilizados seis cães machos, sem raça definida (SRD), com peso entre 10 e 20 kg. Foram realizados hemograma, testes bioquímicos do sangue e eletrocardiograma, para a averiguação do estado de sanidade dos animais. Estes foram submetidos à restrição alimentar por 4 horas e hídrica por 2 horas antes do procedimento anestésico. Como medicação pré-anestésica foi administrado o analgésico opioide Tramadol na dose de (2mg/kg) por via intramuscular 15 minutos antes da indução anestésica. Os animais foram submetidos à terapia antinflamatória com o uso de Meloxicam na dose de (0,2mg/kg) por via subcutânea e antibioticoterapia através de Penicilina Benzatina na dose de (40.000 UI/kg) por via intramuscular.

A indução anestésica foi realizada com o uso de propofol na dose de (5mg/Kg) por via intravenosa lenta (fig.1) e mantidos por meio de anestesia inalatória (fig.2) com o uso do halotano até o término das aferições de pressão.

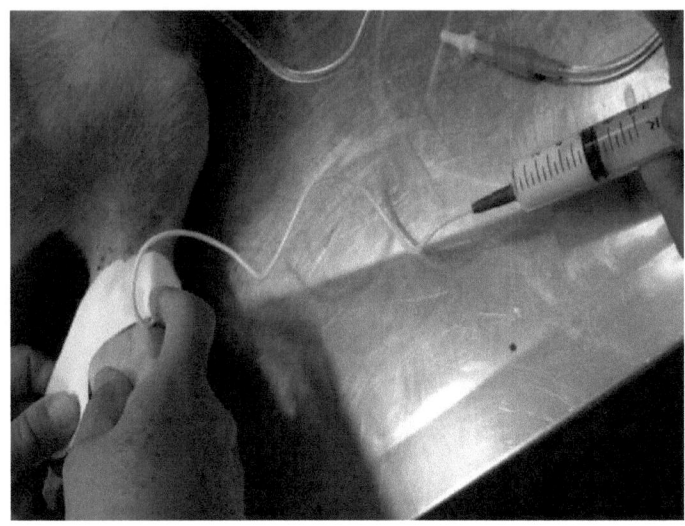

Fig.1. Anestesia utilizando o propofol aplicado por via intravenosa-
Arquivo pessoal

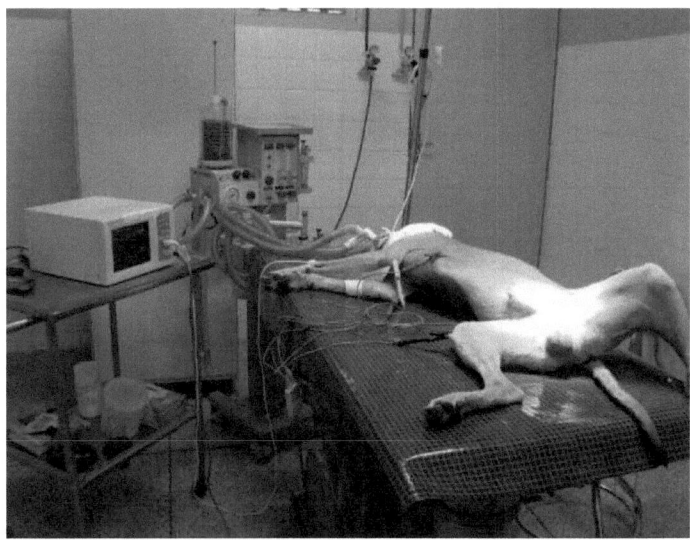

Fig.2. Animal sob anestesia inalatória, monitorado durante a
realização do experimento através de monitor cardíaco – arquivo
pessoal

Para a realização da cateterização arterial foi realizada a antissepsia do local a ser cateterizado (fig. 3), a artéria femoral esquerda foi canulada com o uso de um cateter heparinizado de tamanho 16G (fig.4).

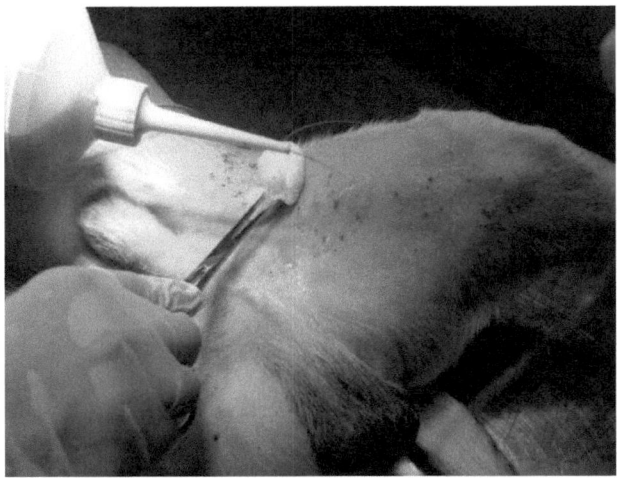

Fig. 3. Antissepsia no membro pélvico esquerdo para a realização da cateterização da artéria femoral esquerda – Arquivo pessoal

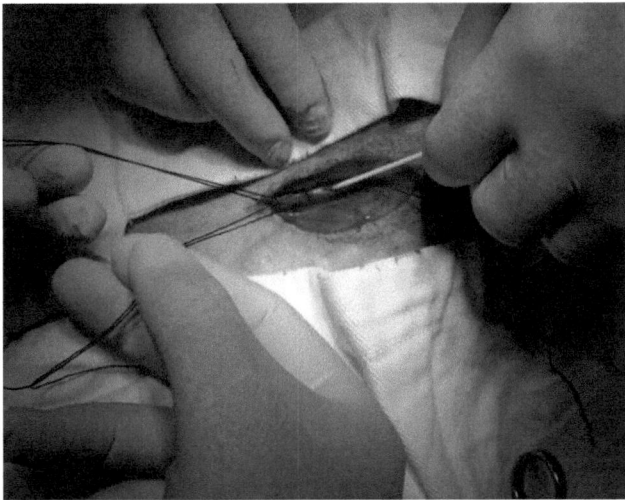

Fig. 4. Cateterização da artéria femoral esquerda

Após a canulação da artéria, esta foi fixada por meio de sutura (fig. 5) e acoplada ao sistema de mensuração de pressão arterial direta por coluna de mercúrio sendo preenchida a tubulação do sistema com solução salina 0,9% heparinizada para evitar riscos de formação de coágulos (fig.6). A lavagem do sistema com a mesma solução foi feita a cada 30 minutos.

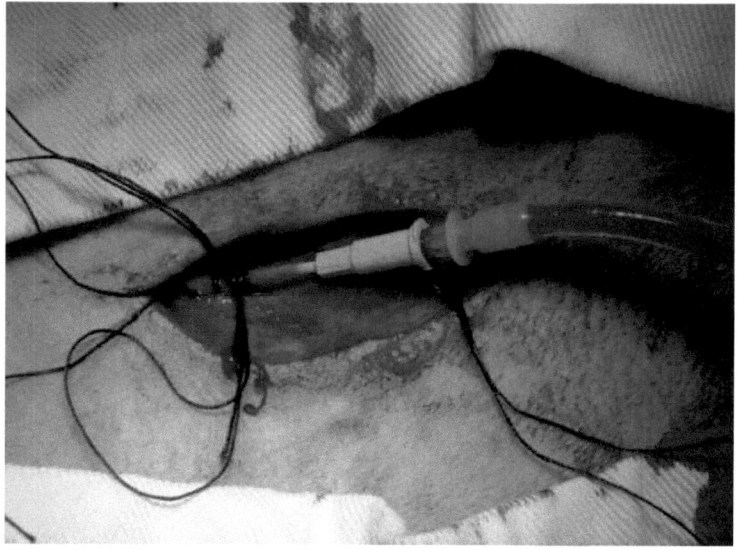

Fig.5. Artéria femoral esquerda após cateterização e fixada por sutura.

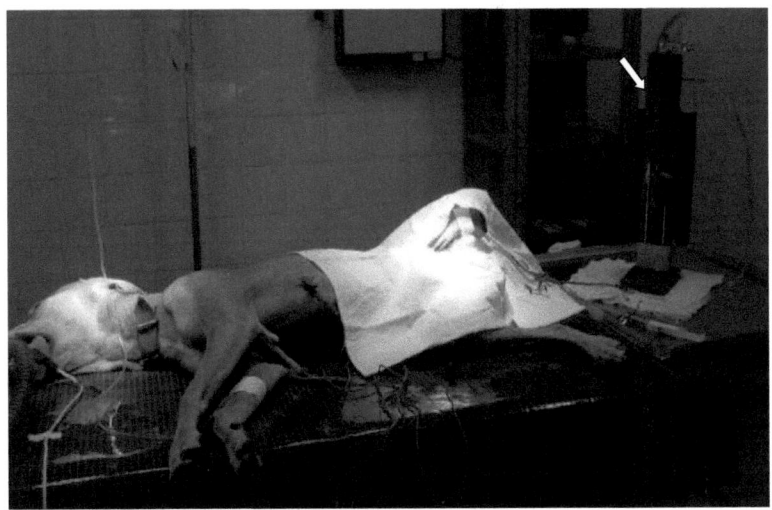

Fig.6. Animal conectado ao monitor de pressão arterial por coluna de mercúrio (seta).

Foram realizadas três leituras consecutivas de pressão na artéria femoral pelo método direto e em cada membro e cauda, utilizando os dois métodos indiretos, a cada hora, num período de três horas.

As aferições indiretas de pressão arterial foram realizadas com uso do método doppler ultrassônico e oscilométrico. Em ambos os métodos foram colocados manguitos infláveis com largura correspondente a 40% da circunferência do membro aferido (figs. 7e 8).

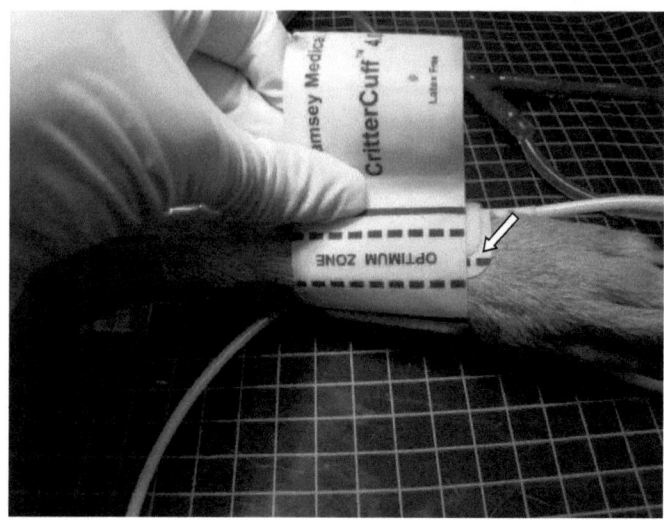

Fig.7. Manguito do aparelho de pressão oscilométrico (PetMap), observar que a linha tracejada abaixo deve estar entre o intervalo das duas linhas tracejadas acima (seta).

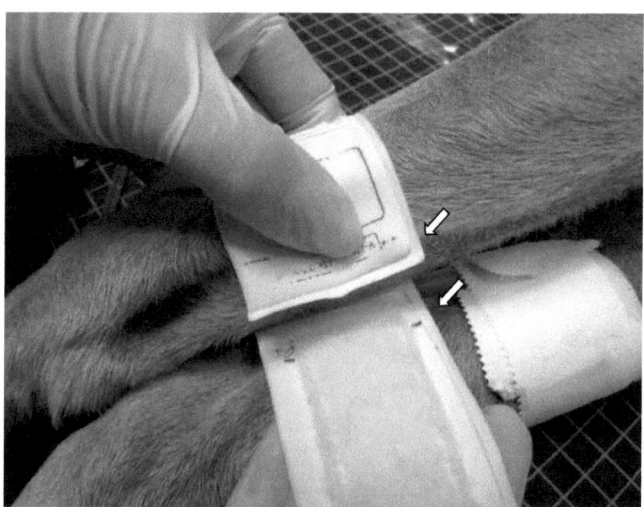

Fig.8. Manguito do aparelho de pressão por Doppler, observar a linha de referência cima (seta) deve estar próxima à linha tracejada abaixo (seta).

No método do Doppler ultrassônico os locais escolhidos para o registro da pressão arterial foram a base da cauda (artéria coccígea), membro anterior distal ao carpo (artéria digital palmar) e membro posterior distal à articulação tíbio-tarsiana (artéria plantar medial). Estas regiões foram tricotomizadas (fig.9, 10 e 11), aplicou-se gel no transdutor (fig.12) e procedeu-se à identificação da artéria, procurando-se o sinal sonoro (fig. 13). Após a identificação da artéria o manguito foi inflado até se obter uma pressão suprasistêmica. O manguito foi esvaziado lentamente até a aparição do primeiro sinal audível, que indica a pressão arterial sistólica e, posteriormente, quando ocorre a mudança de um som pulsátil curto para outro mais prolongado, foi identificada a pressão diastólica.

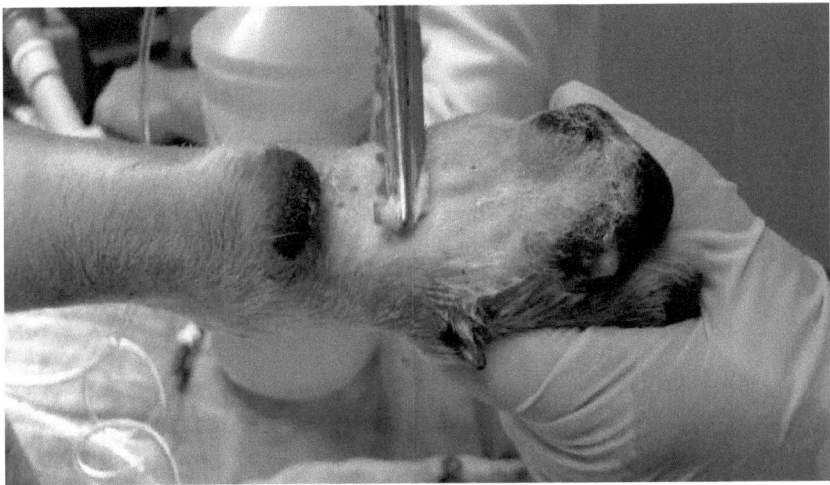

Fig. 9. Tricotomia no membro torácico para a colocação do transdutor para a aferição de pressão através do Doppler ultrassônico.

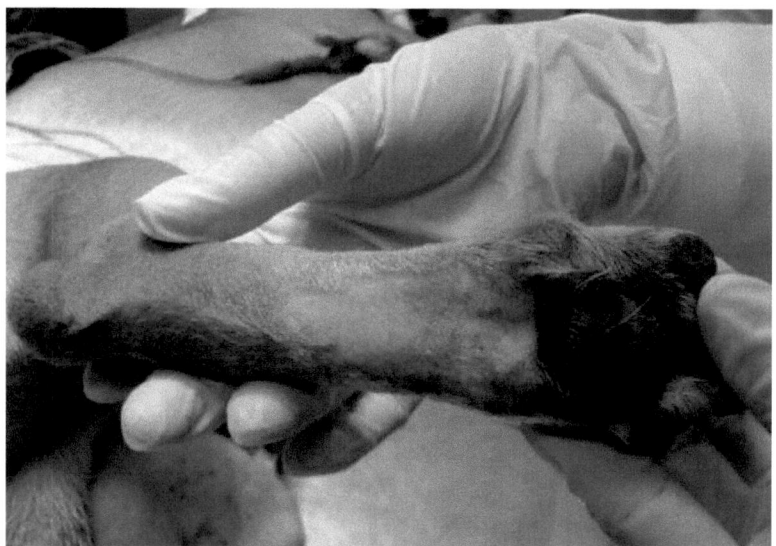

Fig.10. Membro pélvico direito após tricotomia para a aferição de pressão através do Doppler ultrassônico.

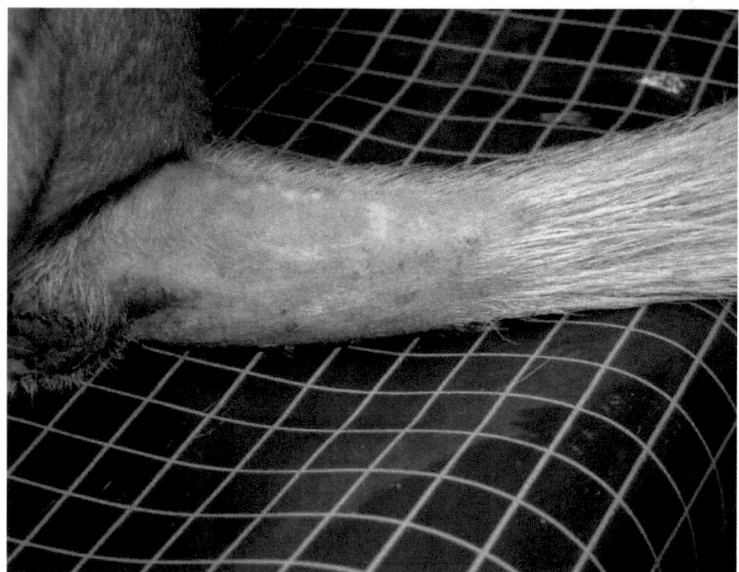

Fig.11. Base da cauda após tricotomia para a aferição de pressão através do Doppler ultrassônico.

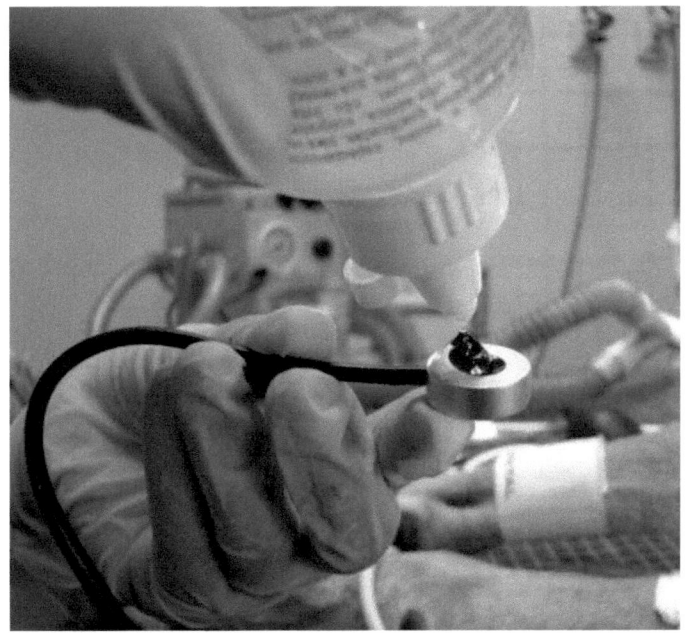

Fig.12. Colocação do gel no transdutor de pressão através do Doppler ultrassônico.

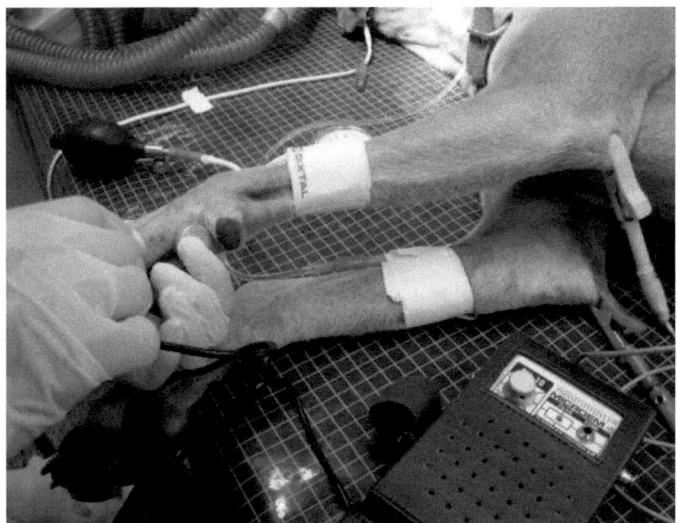

Fig.13. Aferição de pressão arterial através do Doppler ultrassônico.

A pressão arterial média pelo método do Doppler ultrassônico, foi realizada a partir das pressões sistólica e diastólica aferidas e aplicadas conforme equação abaixo:

$$PAM = PD + 1/3 \ (PS - PD)$$

em que PAM é a pressão arterial média, PS é a pressão sistólica e PD é a pressão diastólica.

No método oscilométrico, foi utilizado um aparelho de mensuração de pressão arterial por oscilometria (PetMAP- Ramsey Medical, Inc; Flórida-USA) (fig. 14).

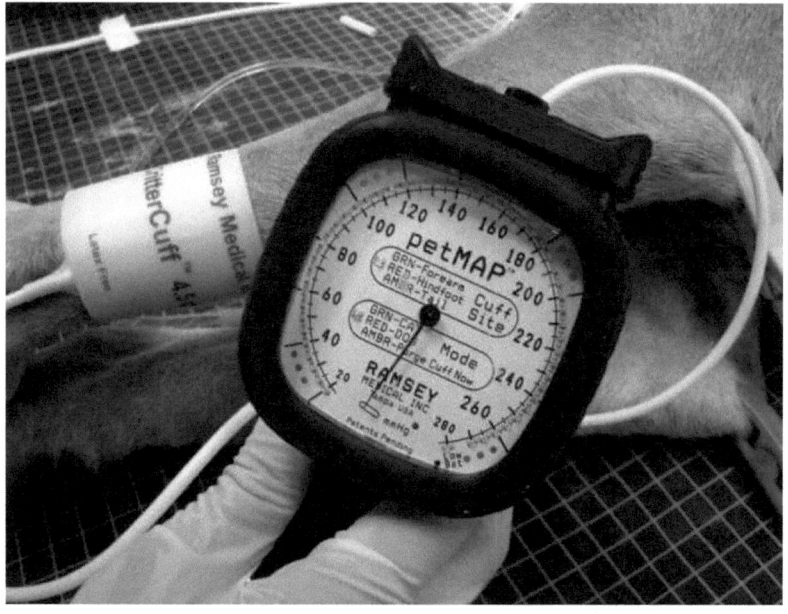

Fig.14. Aparelho de pressão arterial por oscilometria (PetMap).

Foram realizadas três séries a cada hora com três leituras de pressão em cada série nos seguintes locais: membro cranial com o punho colocado no nível do rádio e ulna logo acima dos carpos em torno da artéria mediana; membro posterior no nível da tíbia e fíbula logo acima dos tarsos em torno da artéria tibial cranial e cauda em torno da artéria coccígea. Após indicar no painel do aparelho de pressão a espécie animal e o membro a ser aferido, o manguito foi inflado até atingir a pressão suprasistêmica, sendo desinflado automaticamente. As pressões através das oscilações na parede arterial são calculadas automaticamente por um microprocessador dentro do aparelho de pressão, sendo registradas no painel do monitor de pressão (fig.15).

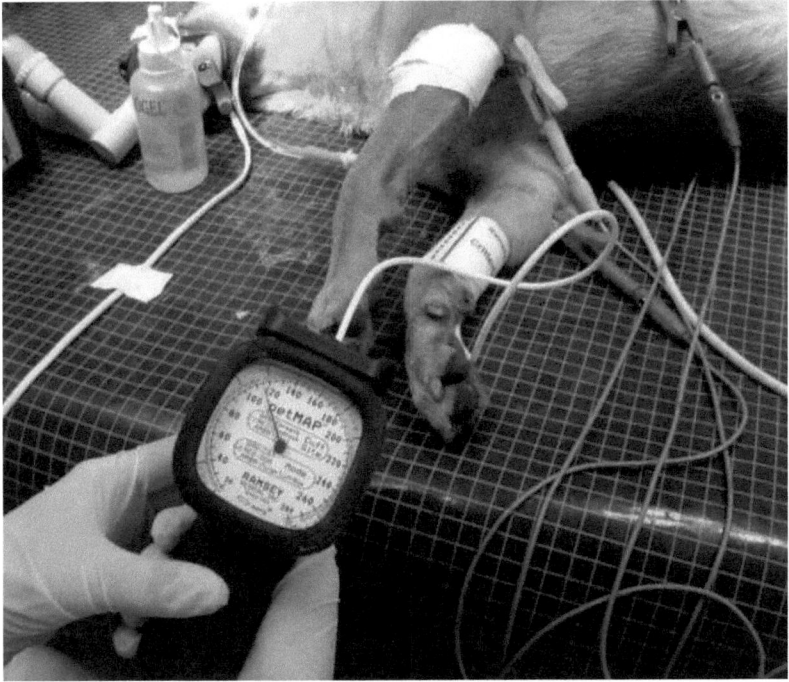

Fig.15. Aferição de pressão arterial por oscilometria no membro torácico.

Após conclusão das aferições foi retirado o cateter e a artéria femoral foi suturada utilizando fio mononylon 5.0 (fig.16). No pós operatório, não houve sinais de hemorragia e após 24horas do experimento os animais apoiavam a o membro esquerdo normalmente, sem nenhum indício de comprometimento na irrigação sanguínea do membro.

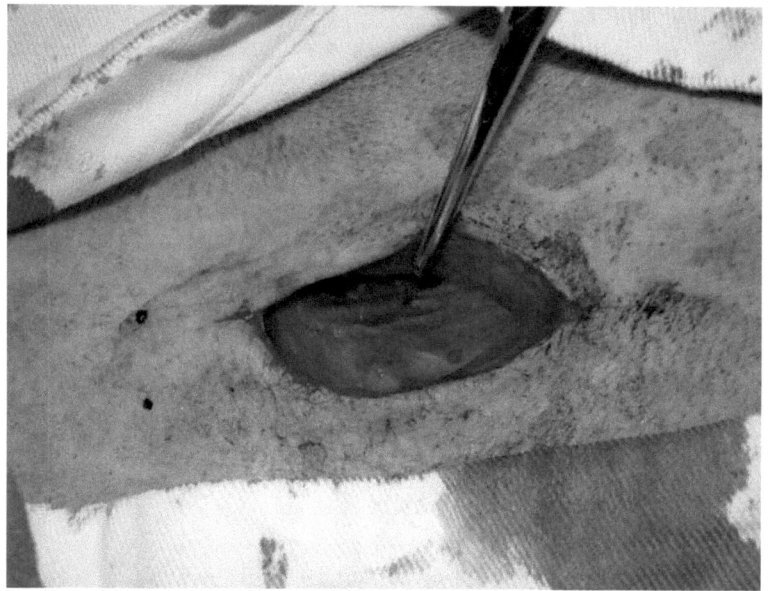

Fig.16. Sutura na artéria femoral esquerda após a retirada do cateter intrarterial para a aferição pelo método direto.

O animal foi monitorado durante todo o experimento pelo monitor cardíaco multiparamétrico (Cardiovet E/ES-Ecafix Funbec; Transform Tecnologia de Ponta Ltda, 2006).

A comparação estatística entre os métodos doppler ultrassônico e oscilométrico em relação à pressão sistólica, pressão diastólica e pressão média, assim como a comparação destes métodos em relação aos membros e cauda foram realizados em delineamento fatorial 4 x 2 (quatro membros para dois métodos) e as médias foram comparadas pelo teste de Student-Newman-Keuls a 5% e 1% de probabilidade. A análise da pressão arterial média dos membros, segundo os métodos doppler ultrassônico e oscilométrico, foi realizada tendo como controle o método direto, foi realizado por meio de um delineamento inteiramente casualizado e as médias comparadas pelo teste de Dunnet a 5% de probabilidade. Todos os dados foram analisados por meio do logiciário estatístico SAS.

O experimento foi aprovado pelo Comitê de Ética e Bem-Estar Animal da Universidade Federal do Piauí (UFPI), nº57/09, de acordo com a legislação vigente e os princípios éticos publicados pelo Colégio Brasileiro de Experimentação Animal (COBEA).

RESULTADOS e DISCUSSÃO

Várias enfermidades atualmemente conhecidas são decorrentes do desequilíbrio da pressão arterial, que pode evoluir e comprometer os órgãos sistemas do organismo, se não houver diagnóstico e tratamento precoces (JAFFÉ, 2006). A pressão arterial é considerada o quarto sinal vital (LOVE; HARVEY, 2006; CALÇADA et al., 2006). Há duas maneiras básicas de aferição da pressão arterial, o método direto ou invasivo e os métodos indiretos, não invasivos (BROWN; HENIK, 2002). Na clínica são preferíveis os métodos não invasivos, mas é necessário saber-se da precisão desses métodos em relação ao método direto, que é considerado padrão ouro na aferição da pressão arterial.

Neste estudo foram avaliados dois métodos de aferição de pressão arterial indiretos, por oscilometria e pelo efeito Doppler, para comparar a pressão sistólica, diastólica e média em relação aos membros e cauda. A avaliação destes métodos indiretos em relação ao método direto foi realizada através da análise da pressão arterial média, uma vez que o manômetro de coluna de mercúrio indica apenas os valores de pressão arterial média (NORA; GROBOCOPATEL, 1996).

Os valores médios da pressão arterial sistólica, diastólica e média pelo método do Doppler ultrassônico em relação aos membros torácico direito e esquerdo, pélvico direito e cauda não apresentaram diferenças estatisticamente significativas (p>0,05) (Tabela 1). Isso demonstra que, na aferição com o método Doppler, utilizando-se o manguito correto, obtêm-se resultados semelhantes independentemente do local de aferição.

Tabela 1- Médias da pressão (mmHg) sistólica, diastólica e média e seus respectivos desvios padrão em relação aos membros torácico direito e esquerdo, pélvico direito e cauda pelo método do Doppler ultrassônico em cães SRD anestesiados

LOCAL DE AFERIÇÃO	DOPPLER		
	PRESSÃO SISTÓLICA (média ± DP)	PRESSÃO DIASTÓLICA (média± DP)	PRESSÃO MÉDIA (média ± DP)
Membro torácico direito	124,44 ± 23,63a	80,92 ± 28,93a	95,43 ± 26,28a
Membro torácico esquerdo	115,02 ± 21,72a	78,08 ± 30,18a	90,38 ± 25,52a
Membro pélvico direito	121,01 ± 24,63a	71,88 ± 25,97a	88,25 ± 24,16a
Cauda	112,68 ± 24,14a	67,12 ± 26,11a	82,31 ± 24,20a

Médias com mesma letra na mesma coluna não diferem entre si pelo teste SNK a 5% e 1%.

Nos valores médios da pressão arterial sistólica, diastólica e média pelo método Oscilométrico em relação aos membros torácicos direito e esquerdo, pélvico direito e cauda não foi encontrado diferença estatística significativa (p>0,05) (Tabela 2).

Tabela 2- Médias da pressão (mmHg) sistólica, diastólica e média e seus respectivos desvios padrão em relação aos membros torácico direito e esquerdo, pélvico direito e cauda pelo método oscilométrico em cães SRD anestesiados

LOCAL DE AFERIÇÃO	OSCILOMÉTRICO		
	PRESSÃO SISTÓLICA (média ± DP)	PRESSÃO DIASTÓLICA (média ± DP)	PRESSÃO MÉDIA (média ± DP)
Membro torácico direito	113,38 ± 19,44a	66,48 ± 17,28a	83,69 ± 18,95a
Membro torácico esquerdo	113,15 ± 16,56a	64,16 ± 15,45a	82,12 ± 15,47a
Membro pélvico direito	131,40 ± 25,40a	65,37 ± 17,45a	91,39 ± 18,58a
Cauda	124,98 ± 21,40a	73,71± 17,62a	91,75 ± 19,97a

Médias com mesma letra na mesma coluna não diferem entre si pelo teste SNK a 5% e 1%.

Isso indica que, dentro do método oscilométrico, todos os locais de aferição se equivalem, desde que utilizado o manguito dentro da especificação correta, que está de acordo com as observações feitas por Mishina et. al., (1997), quando compararam as pressões mensuradas nos membros e na cauda.

Na análise das pressões sistólica diastólica e média, pelos métodos do Doppler ultrassônico e Oscilométrico, não se observou diferença significativa (p>0,05) entre os métodos utilizados (Tabela 3). Esses resultados mostram que os dois métodos indiretos se equivalem na precisão com que medem a pressão arterial. Observações semelhantes foram realizadas por outros autores (TORRES et al., 2009).

Tabela 3- Médias gerais da pressão (mmHg) sistólica, diastólica e média aferidas pelos métodos indiretos oscilométrico e Doppler em cães SRD anestesiados

MÉTODO	PRESSÃO SISTÓLICA	PRESSÃO DIASTÓLICA	PRESSÃO MÉDIA
Oscilométrico	120,73a	74,5ª	89,09a
Doppler	118,29a	67,43ª	87,24a

Médias com mesma letra, na mesma coluna, na mesma coluna não diferem entre si pelo teste SNK a 5% e 1%.

As médias pressões sistólicas e diastólicas verificadas nos dois métodos estão todas dentro dos limites de referência citados na literatura para cães normotensos, ou seja, PAS<180mmHg e PAD<120mmHg (MUCHA; CAMACHO, 2003a), embora haja uma carência de estudos nessa área, principalmente relacionadas com raças e porte do animal.

Apesar da semelhança dos resultados observados neste estudo, é necessário analisar-se a praticidade, a quantidade de informações fornecidas e a acurácia do método, independentemente da experiência do avaliador. Em face de tal preocupação, encontra-se na literatura observações sobre a necessidade de as medidas de pressão sanguínea, em diferentes métodos, serem feitas pelo mesmo investigador para minimizar as inconsistências da técnica de medida (HSIANG et al., 2008). Isso se aplica especialmente ao método ultrassônico, onde é necessário um observador com audição acurada e treinada para perceber as alterações sutis dos sons produzidos pelo equipamento.

Alguns autores consideram o método do Doppler ultrassônico um método de difícil execução, principalmente no que concerne na detecção da pressão diastólica, exigindo, então profissional adequadamente treinado (LOVE; HARVEY, 2006; HSIANG et al.,2008; SANTOS, 2008), sendo então seu uso bastante complicado na rotina em consultórios veterinários para aferição da pressão arterial em cães conscientes, uma vez que estes devem estar completamente relaxados e imóveis. Além disso, o método doppler fornece apenas as pressões sistólica e diastólica, sendo a pressão média obtida manualmente por aplicação de fórmula.

O método oscilométrico é um método automatizado e fornece os valores de pressão sistólica, diastólica, pressão média e pulso (LOVE; HARVEY, 2006). Encontra-se na literatura comentário sobre a maior adequação do método oscilométrico para animais acima de 5 kg (SANTOS, 2008), mas embora isso não tenha sido avaliado neste estudo, o método possui manguitos especificados de acordo com o diâmetro do local de medição para todos os tipos de cães e gatos. Além disso, o equipamento de mensuração oscilométrica mostra os valores no painel de leitura digital e não emite sons que possam assustar o animal (SANTOS, 2008).

Os valores de pressão arterial média foram mensurados pelo método Doppler ultrassônico e método Oscilométrico nos membros torácico direito e esquerdo, pélvico direito e cauda e foram comparados estatisticamente aos resultados de método direto (controle), mensurados na artéria femoral esquerda. Não foi observado diferença estatisticamente significativa (p>0,05) (Tabela 4) entre os métodos indiretos entre si, nem em relação ao controle. Isso mostra que, os dois métodos se equivalem em precisão e têm a mesma precisão do controle, que é padrão. Assim sendo, a escolha do melhor método para uso clínico deverá ser feita por critérios de praticidade e menor estresse para os animais, assim como número de informações fornecidas.

Tabela 4 - Médias da pressão arterial média (mmHg) nos diferentes locais de aferição pelo método do Doppler ultrassônico, oscilométrico em comparação ao método direto (controle) em cães SRD anestesiados

LOCAL DE AFERIÇÃO	DOPPLER (média ± DP)	OSCILOMÉTRICO (média ± DP)	DIRETO (CONTROLE) (pélvico esquerdo) (média ± DP)	CV
Torácico Direito	95,43 ± 26,28a	83,69 ± 18,95[a]		
Torácico Esquerdo	90,38 ± 52,44a	82,12 ± 15,47[a]	84,38 ± 17,79a	23,10
Pélvico Direito	88,25 ± 24,16a	91,39 ± 18,58[a]		
Cauda	82,31 ± 24,20a	91,75 ± 19,97[a]		

Médias com mesma letra na mesma coluna não diferem entre si pelo teste de Dunnet a 5%.

O método direto, de cateterismo intra-arterial é invasivo, necessita de anestesia e apresenta risco de sepse, bem como de oclusão do cateter por coágulos (GAINS et al.,1995), é reservado geralmente à monitorização transcirúrgica e à determinação da pressão arterial em estudos experimentais (TORRES et. al., 2009). Não é recomendado para uso rotineiro na prática da clínica veterinária. Entre os indiretos, o oscilométrico mostra maior praticidade e fornece maior número de informações clinicamente úteis.

CONCLUSÃO

Com base nos resultados obtidos, conclui-se que ambos métodos de aferição indireta da pressão arterial, doppler ultrassônico e oscilométrico são equivalentes, em precisão, ao método padrão, porém pela maior facilidade e execução, por ser menos estressante para o animal e porções clinicamente úteis o método oscilométrico é mais indicado para o uso clínico veterinário.

BIBLIOGRAFIA

ACIERNO, M.J; LABATO, M.A.L. Hipertension in dogs and cats. **Compendium Continuing Education for Veterinarians**. v.26,n.5,p.336-345, mai.2004. Disponível em:<

http://www.compendiumvet.com/ME2/Audiences/dirmod.asp?sid=F0E2AE6B0B 7E437588DFCF8A9FCA8CAC&nm=CE%20Programs&type=Publishing&mod= Publications::Article&mid=8F3A7027421841978F18BE895F87F791&tier=4&id= 87543935B50B47CA87865323A58464C9&AudID=BE924B06C44442DE9033C A13B621B284>.

 ACIERNO, M.J; LABATO, M.A.L. Hypertension in renal disease: diagnosis and treatment. **Clinical Techiques in Small Animal Pratice**. v.20, n.1,p.23–29,fev.2005. Disponível em:

<http://www.journals.elsevierhealth.com/periodicals/ysvms/article/PIIS10962867 04001008/abstract >

ANDRADE, S. F.; APEL, T. L. Hipertensão arterial primária em um cão da raça pastor alemão – relato de caso. **Clínica Veterinária**, São Paulo, ano 9, n.51, p.52-56, jul – ago, 2004.

BRANSON,K. R. et al. Evaluation of an oscillometric blood pressure monitor on anesthetized cats and the effect of cuff placement and fur on accuracy. **Veterinary Surgery**. v.26, n.4, p.347-353, 1997. Disponível em:
<http://www.ncbi.nlm.nih.gov/pubmed/9232795>.

BROWN, S. et al. Guidelines for the identification, evaluation, and management of systemic hypertension in dogs and cats. **Journal of Veterinary Internal Medicine.** v.21, n.3,p.542-558, mai.2007. Disponível em: < http://www3.interscience.wiley.com/cgi-bin/fulltext/120715479/PDFSTART>.

BROWN, S. A.; HENIK, R.A. Hipertensão sistêmica. In: TILLEY, L. P.; GOODWIN, J. K. **Manual de cardiologia para cães e gatos.** 3ªed. São Paulo: Roca, 2002. Cap.16, p. 313 – 319.

CALÇADA, D.; FRAZÃO, J.; SILVA, D. **Pressão arterial.** Lisboa. 2006. 9f. Monografia (Licenciatura em Engenharia Biomédica). Instituto Superior Técnico, Lisboa, 2001. Disponível em:<https://nebm.ist.utl.pt/repositorio/ficheiro/654>..

CARVALHO, V. L. A. B. **Hipertensão arterial felina.** Lisboa. 2009. 114f. Dissertação (Mestrado Integrado em Medicina Veterinária) – Faculdade de Medicina Veterinária. Universidade Técnica de Lisboa, Lisboa, 2009. Disponível em: <http://www.repository.utl.pt/handle/10400.5/1005>.

GAINS, M.J. et al. Comparison of direct and indirect blood pressure measurements in anesthetized Dogs. **Canadian Journal of Veterinary Research.**v.59,n.3,p.238-240, jul.1995.Disponível em:< http://www.ncbi.nlm.nih.gov/pmc/articles/PMC1263773/pdf/cjvetres00027-0080.pdf>.

HENIK,R.A. et al. How to obtain a blood pressure measurement. **Clinical Techiques in Small Animal Pratice.** v. 20, n. 3, p.144-150, ago.2005.

Disponível em:<

http://www.sciencedirect.com/science?_ob=PublicationURL&_tockey=%23TOC%2312978%232005%23999799996%23603893%23FLA%23&_cdi=12978&_pubType=J&_auth=y&_acct=C000050221&_version=1&_urlVersion=0&_userid=10&md5=5d00392f8bce44c24dcf3d4bfa7cb6ff>.

HSIANG, T.Y et al. Indirect Measurement of Systemic Blood Pressure in Conscious Dogs in a Clinical Setting. **Journal of Veterinary Medical Science.** v.70,n.5, p.449-453, mai.2008. Disponível em:<

http://www.jstage.jst.go.jp/article/jvms/70/5/70_449/_article >.

INTROCASO, L. Aspectos históricos da hipertensão: história da medida da pressão arterial. **HiperAtivo**, São Paulo, v.5, n.2, p.79 – 82, abr – jun, 1998. Disponível em: <http://departamentos.cardiol.br/dha/revista/5-2/asphiship.pdf>..

JAFFÉ, E. **Hipertensão arterial em cães e gatos.** 2008. 50f. Monografia (Especialização em clínica médica e cirúrgica de pequenos animais) – Instituto de Pós Graduação Qualittas, Universidade Castelo Branco, Rio de Janeiro, 2008. Disponível em:

http://www.qualittas.com.br/documentos/Hipertensão%20Arterial%20em%20Cães%20e%20gatos%20-%20Ellen%20Jaffé. PDF.

KRIEGER, E. M. et al. Fisiopatogenia da hipertensão arterial. **Medicina**,

Ribeirão Preto, v. 29, p. 181 – 192, abr – set, 1996. Disponível em:

<http://www.fes.br/disciplinas/far/fisiologia/fisiopatogenia_hipertensao_arterial.p
df>.

LOLIO, C. A. Epidemiologia da hipertensão arterial. **Revista de Saúde**

Pública, São Paulo, v.24 n.5,p.425–432, out. 1990. Disponível em:<

http://www.scielo.br/pdf/rsp/v24n5/12.pdf >.

LOVE, L.; HARVEY, R. Arterial Blood Pressure Measurement: Physiology,

Tools, and Techniques. **Compendium Continuing Education for**

Veterinarians. v.28, n.6, p.450-461, jun.2006. Disponível em:

<http://www.socnewsletter.com/ME2/Audiences/dirmod.asp?sid=F0E2AE6B0B

7E437588DFCF8A9FCA8CAC&nm=CE+Programs&type=Publishing&mod=Pub

lications%3A%3AArticle&mid=8F3A7027421841978F18BE895F87F791&tier=4

&id=273FC810E33E474C970B1994BAC4DDC8&AudID=BE924B06C44442DE

9033CA13B621B284>.

MAZZAFERO, E.; WAGNER, A.E. Hypotension During Anesthesia in Dogs and

Cats: Recognition, Causes, and Treatment. **Compendium Continuing**

Education for Veterinarians. v.23,n.8, p.728-737, ago.2001. Disponível em:

<http://www.compendiumvet.com/ME2/Audiences/dirmod.asp?sid=F0E2AE6B0

B7E437588DFCF8A9FCA8CAC&nm=CE+Programs&type=Publishing&mod=P

ublications%3A%3AArticle&mid=8F3A7027421841978F18BE895F87F791&tier

=4&id=2F1BC5C334E94E448306F8D41B11A7DD&AudID=BE924B06C44442 DE9033CA13B621B284>.

MISHINA, M. et al. A clinical evalution of blood pressure through non-invasive measurement using the oscillometric procedure in conscious dogs. **Journal of Veterinary Medical Science**. v.59,n.11, p.989-993, jul.1997. Disponível em: <http://www.jstage.jst.go.jp/article/jvms/59/11/59_989/_article/_char/en >.

MUCHA, C. J.; CAMACHO, A. A. Hipertensão arterial. In: BELENERIAN, G. C.; MUCHA, C. J.; CAMACHO, A. A. **Afecções cardiovasculares em pequenos animais**. São Caetano do sul: Interbook, 2003a, Cap.27, p. 212 – 216.

MUCHA, C. J.; CAMACHO, A. A. Determinação da pressão arterial. In: BELENERIAN, G. C.; MUCHA, C. J.; CAMACHO, A. A. **Afecções cardiovasculares em pequenos animais**. São Caetano do sul: Interbook, 2003b,Cap.7, p. 68 - 71.

NELSON, R. W.; COUTO, C. G. **Medicina interna de pequenos animais**. 3 ed. Rio de Janeiro: Elsevier, 2006.

NORA, F.S.; GROBOCOPATEL,D. Métodos de aferição da pressão arterial média. **Revista Brasileira de Anestesiologia**. v.46, n.4, p.295-301.jul.-ago.1996. Disponível em: <http://www.rbaonline.com.br/files/rba/jul96295.pdf>.

PIERIN, A.M.G.; MION JR,D. O impacto das descobertas de Riva-Rocci e Korotkoff. **Revista Brasileira de Hipertensão**. v.8, n.2,p.181-189. abr.-jun.2001. Disponível em: <http://departamentos.cardiol.br/dha/revista/8-2/impacto.pdf>.

REZENDE et al. Monitoramento hemodinâmico invasivo em pequenos animais. **Semina: Ciências Agrárias**. Londrina, v.23,n.1,p.93-100,jan.-jun.2002. Disponível em: <http://www.uel.br/portal/frm/frmOpcao.php?opcao=http://www.uel.br/revistas/uel/index.php/semagrarias>.

SANTOS, M.M. Monitoração do sistema cardiovascular. In: SANTOS, M. M.; FRAGATA,F.S. **Emergência e terapia intensiva veterinária em pequenos animais-Bases para o atendimento hospitalar.** São Paulo:Roca,2008. Cap.7,p.86-104.

TÔRRES A.C.B. et al. Hipertensão arterial em cães: revisão de literatura. Medvep:Revista Científica de Medicina Veterinária-pequenos animais e animais de estimação. Curitiba,v.7,n.20,p.14-21,2009.

VEIGA, A. P. M. Avaliação clínica e laboratorial da suscetibilidade a hipertensão e diabetes mellitus em cães e gatos. **Pubvet,** São Paulo, v. 2, n. 35, 2008.

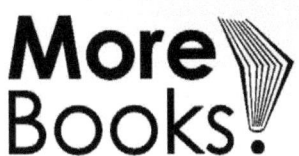
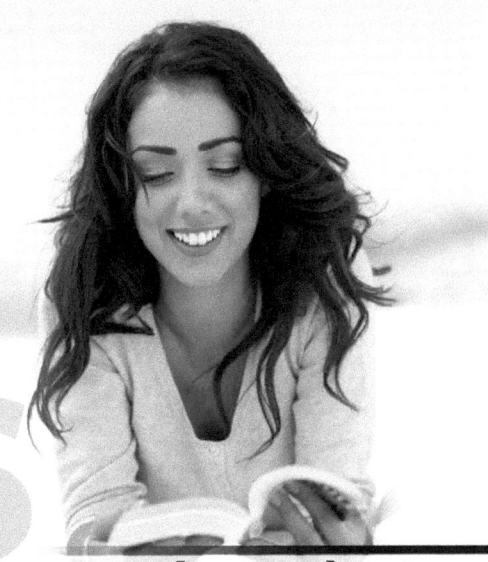
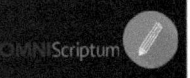

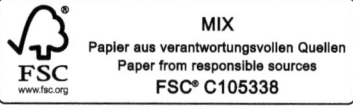

Printed by Books on Demand GmbH, Norderstedt / Germany